每天吃一个苹果真的能不得病吗？

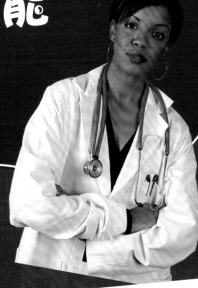

以及其他关于健康与身体的问题

桑迪·多诺万 著

科林·W·汤普森 图

王 博 于艾卉 译

U0245113

大连理工大学出版社
DALIAN UNIVERSITY OF TECHNOLOGY PRESS

目　录

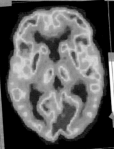

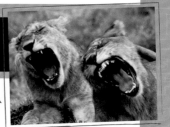

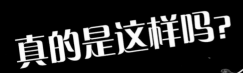

你

或许听说过
这些关于健康与身体
的说法：

每天一苹果，疾病远离我！
如果你练习对眼儿，眼睛就
转不回来了！

这些说法没错吗？

这些说法的背后有没有科学依据？

让我们一起对这些说法进行探索吧。

看一看，这些关于健康与身体的说法是

真的 还是 **假的**！

湿着头发出门
会感冒吗?

不会。 湿着头发出门可能会导致头痛, 但并不会感冒。

感冒是由病毒引起的。病毒非常小, 用肉眼根本看不见, 通过空气传播。当病毒进入你的体内, 免疫系统会同它们战斗, 引起鼻塞、咽喉痛以及头痛, 你就得了感冒。人只有通过接触感冒病毒才会患上感冒。感冒病毒来自感冒患者, 通过打喷嚏、咳嗽与接触的方式被患者排出体外, 能在体外存活三个小时。所以, 与感冒患者共处很容易让你患上感冒。

人在虚弱、睡眠不足或者饮食不健康时更易患感冒。如果令身体受凉, 比如湿着头发出门, 身体就会愈发感到疲惫。因为身体在颤抖的时候会消耗很多能量, 越是受凉, 得病的可能性就越大。因此, 湿着头发出门并不会感冒, 但在这种情况下, 如果你接触到感冒病毒, 患病的可能性就会增大。

人类只使用了脑的百分之十吗?

完全错误！这个传闻已有数十年的历史了。巫师，也就是那些宣称能看透别人内心或预知未来的人，经常传播这类消息。他们认为，人类可以通过参加通灵活动，学习如何使用余下百分之九十的人脑。但这种说法并不正确，我们每一天都需要用到整个脑。

脑比任何计算机都复杂，它能接收视觉、听觉、味觉、嗅觉与触觉等关于身体行动的任何信息。它努力工作，将信息分门别类，对信息进行记忆、比较和分类，帮你解决了许多问题，你却毫不知情。它还为身体制订方案，告诉身体在不同情况下应如何做出反应。

脑由三个主要部分组成。它的外层叫大脑，由不同的区域构成，能接收不同种类的信息。有的区域负责接收关于听觉的信息，有的区域负责接收关于触觉的信息。小脑是另一个部分，位于脑的底部，体积要更小一些，负责协调肌肉。脑干是脑的第三个组成部分，像根管子一样，负责维护身体系统正常运转。它掌管你的心跳，这样你才不必考虑心跳的问题。

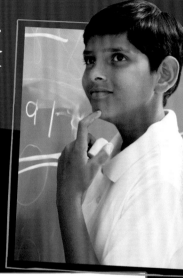

你知道吗？

人脑大约会在二十岁之后停止生长。但在此后的很长时间里，它仍然会不断地学习新知识。实际上，脑从来都不会停下学习的脚步。等你活到一百岁时，它仍然能在事物之间建立新的联系。

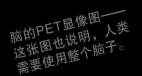

脑的PET显像图——这张图也说明，人类需要使用整个脑子。

如果一个人只使用脑的百分之十，显然难以完成全部工作。人类需要使用整个脑子，这点医生也可以证明。医生使用PET显像（正电子发射断层显像）对整个脑子进行扫描。医生通过使用这种技术，能够了解身体内部的活动。在看过PET显像之后，医生也发现，人类需要使用整个脑子。

在黑暗中读书
会对眼睛造成伤害吗？

不会。 在黑暗中读书会令眼睛疲劳，但并不会对眼睛造成永久性的伤害。实际上，几乎没有什么能伤害你的眼睛。人们或许警告过你，许多东西都能损害你的视力。**不要总看电视，不要过多地使用电脑，不要读太小的文字。** 这些做法其实都不会真正伤害眼睛，但会导致视疲劳。

视疲劳属于一种肌肉疲劳。过多地使用某处肌肉就会导致肌肉疲劳。在长跑之后，腿部肌肉可能就会疲劳；在暗处读书，眼部肌肉可能就会疲劳。

眼睛在疲劳时会有疲倦感，眼睛周围的肌肉也会感到疼痛。视疲劳可能导致头痛、流泪或眼睛干涩。如果你感觉到了这些症状，无论正在做什么，都应该休息一下。如果你正在光线很暗的房间里读书，那么，把灯打开。如果你想躺在床上看书，应该准备一个可调整方向的小台灯，需要时光线随时都能照射过来。如果你正在从事需要近距离观察的工作，记得让眼部肌肉休

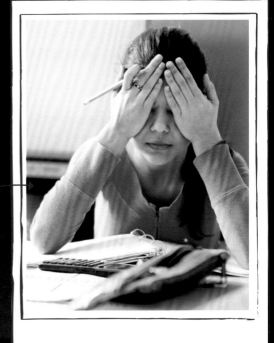

在弱光下读书或从事近距离观察工作都会引发视疲劳。

息一下。你可以闭眼一分钟，或者远望片刻。

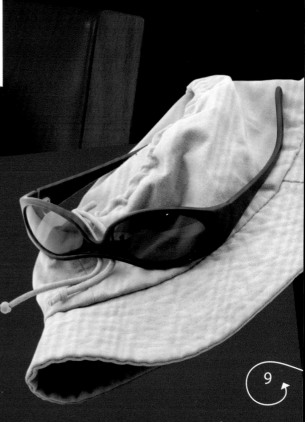

保护好你的眼睛

长时间看电视并不会伤害你的眼睛，但过度的阳光照射却会对眼睛造成伤害。在阳光下要记得戴太阳镜或宽檐帽，以便保护好你的眼睛。

9

吃垃圾食物会得痤疮吗？

垃圾食物应该少吃。但不健康的饮食并不会引发痤疮。

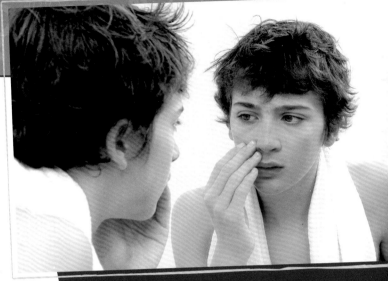

痤疮是毛孔（皮肤上生长汗毛的小孔）被排出的油脂阻塞时形成的一种慢性皮肤病。

皮脂腺深藏在皮肤的下面，与毛孔连接，会分泌皮脂。皮脂通过毛孔被排放到皮肤表面，在皮肤表面形成防水层。有了防水层，皮肤才能变得光洁顺滑。同时，皮脂还可以将毛孔中的灰尘排出体外。如果皮脂被堵在毛孔里，细菌就可以在里面繁殖，毛孔也因此被阻塞，这样就形成了黑头或粉刺。黑头与粉刺都属于青春痘。

在毛孔被堵塞，完全闭合时，里面的皮脂与细菌会形成白色的小痘痘，叫做粉刺；在毛孔被堵塞但未完全闭合时，皮脂会与空气接触变成黑色，形成黑头。

为什么有的人长黑头或粉刺，有的人却不长呢？这

你知道吗？

科学家认为，五分之四的青少年都会得痤疮。

是遗传学研究的内容，我们对此无能为力。遗传学研究父母遗传给孩子的特征时发现，如果你的父母在少年时期长过青春痘，那你很有可能也会长。

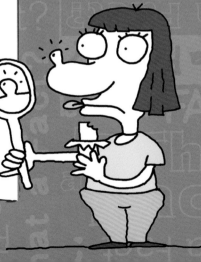

吃胡萝卜对视力有好处吗?

吃胡萝卜并不会改善视力。不过,正如美国眼科学院的发言人所说,"兔子都不戴眼镜!"吃胡萝卜确实对视力有好处。胡萝卜富含β–胡萝卜素。β–胡萝卜素在身体中会被分解成维生素A。身体需要用维生素A维持视力。

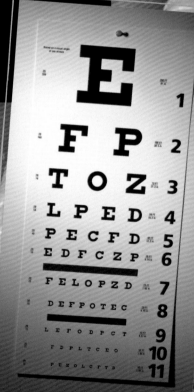

有人说，食用含维生素A的食物就能改善视力。这种说法并不正确。多数人通过正常饮食就可以吸收足够的维生素A，额外的维生素A对改善视力毫无帮助。但是在缺少健康食物的国家，许多人都缺乏维生素A。如果持续缺乏维生素A，这些人甚至有失明的危险。从这个角度看，吃胡萝卜确实对视力有好处。

虽然吃胡萝卜并不一定能改善视力，但它是身体摄入维生素A的主要来源。除了吃胡萝卜以外，人们还可以通过吃鸡蛋或者喝牛奶获取每日所需的维生素A。请记住：均衡饮食能令你吸收多种维生素，这会确保你的眼睛及身体其他器官的健康。

身体变黄

吃许多根胡萝卜或许并不能改善视力，但这会让你观察到一种有趣的现象——你的皮肤会变黄！如果你在一天之内吃了三根以上胡萝卜，你的身体可能就会变黄，尤其是脚跟和手掌部位。不必担心，这并不是什么大事，皮肤变黄也不是永久性的。所以，胡萝卜还是可以按照个人喜好继续吃的。

喝鸡汤能治疗感冒吗？

多个世纪以来，每当孩子得了感冒，妈妈就为他们做鸡汤，医生也会建议感冒患者喝鸡汤。这真的有效吗？是不是喝鸡汤就会让病人感觉舒服一点？

嗓子疼的时候，热汤会让嗓子更舒服些。这点多数人都同意。热汤的蒸汽也会缓解鼻塞。如果换成其他饮料，效果究竟如何呢？茶水、苹果汁或者热巧克力也有这种疗效吗？实际上，根据科学家的研究，由于鸡汤包含某种成分，所以它才具有药物的疗效。

看看原因吧。感冒由鼻子、嗓子或胸部的病毒引起，这些部位的白细胞会同病毒对抗。白细胞也叫中性粒细胞。在中性粒细胞同病毒作战的时候，同时也要做点其他事情——分泌黏液。感冒时的鼻塞就是由黏液引起的。

美国内布拉斯加大学的一位科学家试图调查鸡汤是否对中性粒细胞产生影响。他在白细胞里加入了少量鸡汤，结果发现鸡汤减缓了细胞的移动速度，也降低了细胞产生黏液的速度。因此，鸡汤能缓解感冒症状是有科学依据的。

鸡汤中究竟有哪些成分能治疗感冒呢？这位科学家还无法回

不管你相信与否，生病时鼻塞都是个好兆头，这说明白细胞正在履行它的职责。

答这个问题。据他推测，很可能是多种成分共同产生的效果，比如蔬菜、鸡肉的脂肪，甚至还有盐。想回答这个问题，科学家还需要进行更多的实验。如果下次你感觉快要感冒了，那就做好熬鸡汤的准备吧！

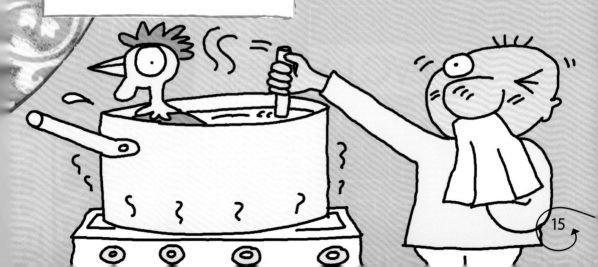

吃饭后应该等
一个半小时再游泳吗？

没有必要。多年以来，大家都告诉孩子，吃饱之后游泳会十分危险。其实，这几乎毫无危险可言。

父母或祖父母经常说，吃饱之后游泳会导致胃痉挛，那会让你疼痛无比，甚至无力上岸。还有人认为，吃饱之后，体内的氧气就会全部输送到胃部供消化使用，没有足够的氧气供给肌肉，这个时候不能游泳，否则就会有溺水的危险。

实际上，这些警告不无道理。在胃部饱胀时游泳确实有可能导致胃痉挛。在你吃饱后，胃部肌肉就会开始进行消化工作。肌肉在工作时首先收缩（挤压），然后放松。在游泳或进行其他运动时，胃部肌肉无法立即得到放松，可能导致胃痉挛。疼痛或许很难受，但这并不会阻止你上岸。

吃饭之后，身体会将氧气输送到胃部，臂部与腿部肌肉在工作时都需要

吃东西后游泳可能会导致胃痉挛，但这并不会让人丢掉性命。

氧气，但如果说臂部与腿部肌肉会因为氧气全部输送到胃部而供氧不足，这就不对了。身体使用血液输送氧气，身体中的血液足够维持胃部、臂部与腿部同时供氧。

吃饭后马上游泳不会令你丧命，但这或许会带来一点点的疼痛感。如果你吃饭后感觉很饱，

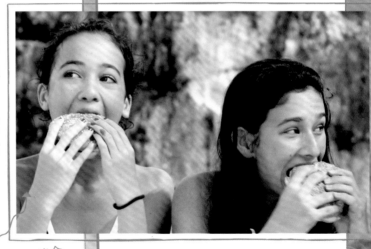

还是休息片刻为好。休息一阵后，你就可以下水游泳了。

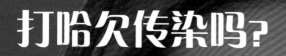

打哈欠传染吗?

传染! 多数科学家都同意这个观点,打哈欠确实传染。当一个人看见别人打哈欠,他本人也会打起哈欠来。科学家还在其他动物身上进行过实验。根据一项研究,科学家给黑猩猩看其他同类打哈欠的录像,看录像的黑猩猩马上也开始打哈欠了。实验中的做法百试百灵。

打哈欠虽是个简单的动作，但会让肺部吸收更多的空气。人或动物张开嘴，吸入足够的氧气，以便将肺部充满。最后，多余的空气会从嘴里排出来。

没有人清楚打哈欠为什么会传染。实际上，人类为什么会打哈欠，科学家们的意见也并不统一。不过，科学家们都确定，打哈欠属于不自觉的动作（人类对此别无选择）。多年来，人们始终认为打哈欠是身体吸收氧气的方式之一。当一个人感到疲惫时，他的呼吸速度就会减慢，吸收的氧气也会减少，打一个大哈欠可以补充氧气。通过打哈欠，人类可以吸入大量的氧气，排出二氧化碳（所有动物都会呼出这种气体）。

但近期的实验显示，虽然有些人的身体含氧量较少，但他们打哈欠的次数却并没有增加。

因此，科学家仍在针对人类

打哈欠的不只有人类，在黑猩猩或其他动物之间，打哈欠也同样能传染。

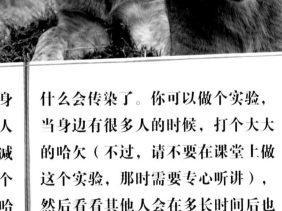

为什么会打哈欠进行研究。等答案揭晓时，或许他们就能够解释打哈欠为什么会传染了。你可以做个实验，当身边有很多人的时候，打个大大的哈欠（不过，请不要在课堂上做这个实验，那时需要专心听讲），然后看看其他人会在多长时间后也开始打哈欠。

你知道吗？

即使是读到打哈欠的内容也会传染。你可以试一下，看看在读到这两页关于打哈欠的内容时是否会被传染。

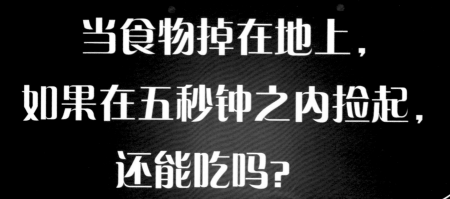

当食物掉在地上，
如果在五秒钟之内捡起，
还能吃吗？

你或许听说过"五秒钟定律"，据说，只要你在五秒钟之内把食物捡起来，地面的细菌就不会侵蚀食物。很不幸，"五秒钟定律"并不可信。无论食物看起来多么美味，一旦掉在了地上，就会布满细菌。

地面上生活着各种各样的微生物。它们跟随鞋底走遍各处，并通过空气传播。细菌和病毒都是微生物，都会令你生病。厨房地面通常都有很多生肉所携带的细菌；洗手间的细菌可以通过鞋底传遍整座房子；每当有人打喷嚏，他携带的病毒也会落在地上。

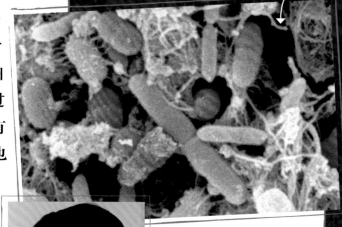

这是生鸡肉上的细菌。这种细菌在厨房地面上有很多。

2003年，一位名叫吉莉安·克拉克的学生对"五秒钟定律"进行了研究。她先在地面喷洒了一种细菌，然后将小熊软糖和饼干丢在地上，捡起后将糖果和饼干放在显微镜下进行观测。她发现，即使是在五秒钟之内将糖果和饼干捡起来，上面携带的细菌仍然足以使人患病。

吉莉安·克拉克

很不幸，我们根本没有办法知道地面上是否有细菌。即使是看起来最干净的地面，上面可能也布满了细菌。因此，最好的办法——不要吃任何掉落在地面的食物。如果是叉子或婴儿奶嘴这类东西掉在了地上，应该用洗洁精清洗，用自来水冲洗并不会清除细菌。

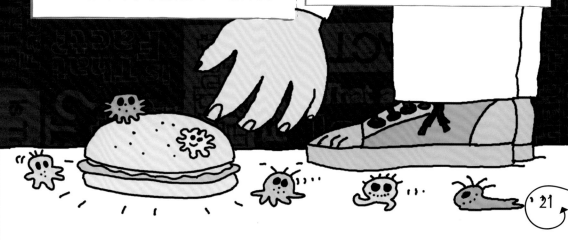

我们每天真的需要喝八杯水吗？

不需要！一直以来，有关健康与营养的杂志文章都告诉我们，多喝水有益健康。最常见的建议是每天至少要喝八杯水。据说，饮用足量的水可以缓解疲劳或减肥，甚至还能预防癌症。但是，这些说法都正确吗？

水果和蔬菜含有大量的水分。

2002年，美国达特茅斯医学院的一位教授决定对每天喝八杯水这一说法进行调查。他通读了所有关于饮水的研究资料，却没有发现任何表明人们需要每天喝八杯水的证据。

常见的食物如水果和蔬菜都含有液体成分，通过正常的饮食就可以摄入一部分水分。即便是以摄入液体为目的，也不一定非喝水不可，还可以选择喝牛奶或果汁。有些医生还建议人们饮用苏打水。

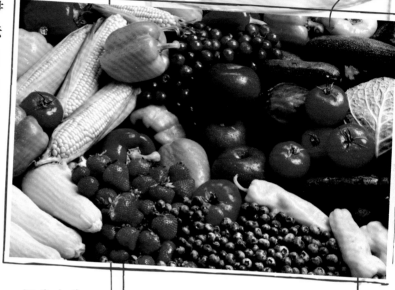

因此，我们不必为每天应喝几杯水而烦恼，只要选择健康的饮食方案，在感到口渴时，适当饮水即可。

健康小贴士

身体中的水分并不单靠饮水补充。水不含糖和咖啡因，是最健康的饮料。

晚上睡觉时把肥皂放在腿上真的能治疗腿抽筋吗？

真实性未定。不管你相信与否，人们还无法驳斥这个说法，很多人都认为这个办法很有效。

如果你曾因腿抽筋而在深夜疼醒，你就会知道人们是多么希望免遭这种痛苦。腿抽筋的部位通常是小腿肌肉，抽筋时小腿肌肉会不由自主地收紧。肌肉经常先收紧，再放松。不过，在抽筋的时候，肌肉不再放松。抽筋时的疼痛令人难以忍受，即使你睡得很沉，也会被疼醒。

许多人花费大量时间试图预防夜间腿抽筋这一问题。一种方法是睡觉时在被子里放一块肥皂。很多人都说这种办法确实能避免腿抽筋。肥皂的位置并不重要。无论肥皂的包装是否打开，是否被放在小腿下方，或者是被放在了床上的任何位置，这个办法都行得通。科学家们也搞不清为什么肥皂可以预防腿抽筋。有的科学家说，肥皂中的某种成分可以放松肌肉。还有的科学家认为这是由于人们的心理因素造成的。无论是什么原因，成百上千的人们都表示，在被子下面放肥皂确实治好了他们腿抽筋的毛病。

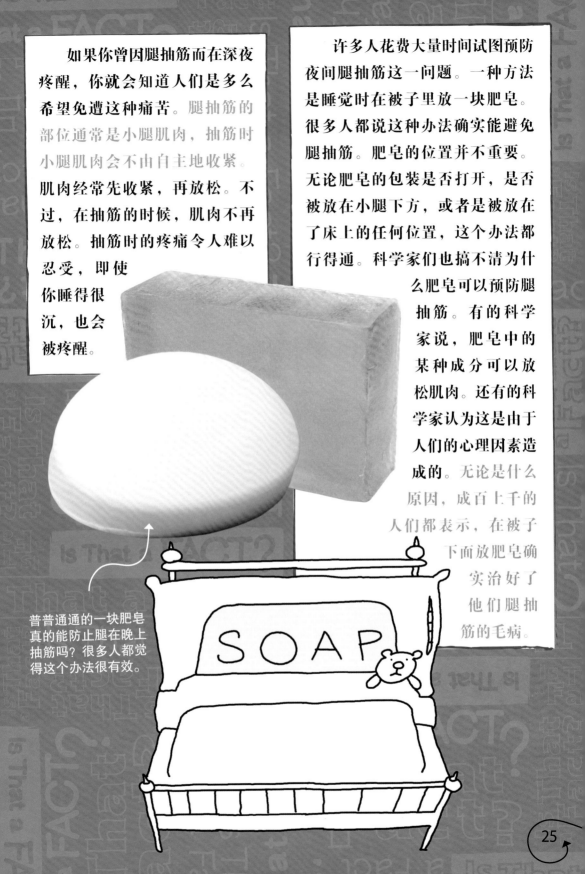

普普通通的一块肥皂真的能防止腿在晚上抽筋吗？很多人都觉得这个办法很有效。

SOAP

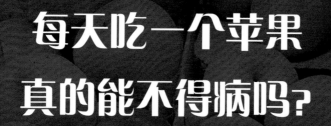

每天吃一个苹果
真的能不得病吗?

令人遗憾的是，至今还没有一个可靠的办法可以让人不得病。

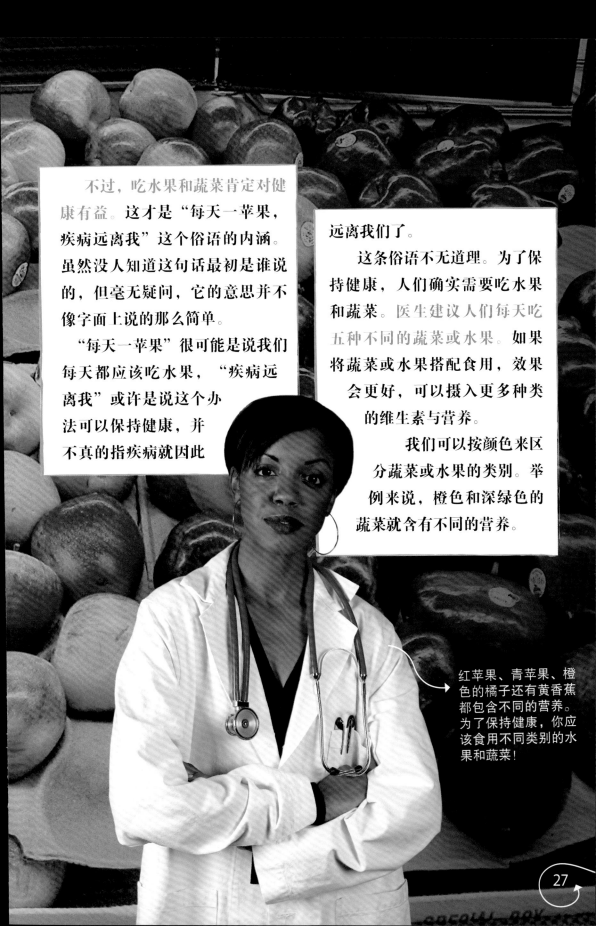

不过，吃水果和蔬菜肯定对健康有益。这才是"每天一苹果，疾病远离我"这个俗语的内涵。虽然没人知道这句话最初是谁说的，但毫无疑问，它的意思并不像字面上说的那么简单。

"每天一苹果"很可能是说我们每天都应该吃水果，"疾病远离我"或许是说这个办法可以保持健康，并不真的指疾病就因此

远离我们了。

这条俗语不无道理。为了保持健康，人们确实需要吃水果和蔬菜。医生建议人们每天吃五种不同的蔬菜或水果。如果将蔬菜或水果搭配食用，效果会更好，可以摄入更多种类的维生素与营养。

我们可以按颜色来区分蔬菜或水果的类别。举例来说，橙色和深绿色的蔬菜就含有不同的营养。

红苹果、青苹果、橙色的橘子还有黄香蕉都包含不同的营养。为了保持健康，你应该食用不同类别的水果和蔬菜！

大声听音乐
会损伤听力吗？

会的！ 你应该将音量调低，还应该避免在嘈杂的环境中久留。

调低音量可以保护你的耳朵！

噪声引发的声波会损伤人的听力。它的原理如下：

我们的耳朵由三部分组成：外耳、中耳和内耳。外耳是露在外面的可见部分。声波通过外耳传入耳朵，并对鼓膜造成冲击。鼓膜将外耳与中耳分开。声波冲击鼓膜，引起鼓膜震动。位于中耳的三块听小骨也会被震动，并将震动传进内耳。内耳中的纤毛会受到刺激并引发神经冲动。神经冲动被传到大脑，大脑就感觉到了声音。

噪声会伤害内耳中的纤毛。噪声引发的声波可以将纤毛撞倒。通常情况下，纤毛都可以恢复正常，听觉也就随之恢复。但纤毛有时会被折断，一旦受损便不可再生。这就会对耳朵造成永久性的伤害。因此，长期接触噪声的人需要佩戴护耳装置。乐师、建筑工人及机场工人在工作时通常也需要戴耳塞。

戴着耳机听音乐对耳朵尤其有害。不过，只要调低音量就可以防止损伤听力。据医生推测，如果你在听随身听时将音量设定成90%，那你每天只能听五分钟，否则就会对耳朵造成伤害，但如果将音量调低到70%，就可以每天听4.6个小时。

你知道吗？

耳鸣（耳中有鸣响声）是噪声性听力损伤的一种常见症状。

29

经常折手指
会损伤指关节吗？

也许会。还有人认为，折手指会引发关节炎。这种说法并不正确。多数关节炎病例都是由遗传因素或关节之前受到的伤害导致的。折手指与患关节炎无关。虽然如此，这却会刺激肌腱。折手指还会导致手部肿胀。所以，最好减少折手指的次数。

当你把手指关节弄得咔咔作响时，你也许会觉得这种声音是由骨头间相互摩擦所产生的。其实，这是关节中的气体发出的声音。气体来自滑液。滑液是一种润滑关节的液体。当你用力拉手指时，滑液中的气体会产生气泡。如果你继续拉伸关节，气泡就会爆裂。这就是你在折手指时所听到的响声。

折完手指后，关节会得到放松，或许还会更加灵活。但这只是暂时现象。当滑液中的气泡爆裂时，骨骼上的肌腱也会被拉长。科学家认为，经常折手指会损伤肌腱，并导致手部长期肿胀。

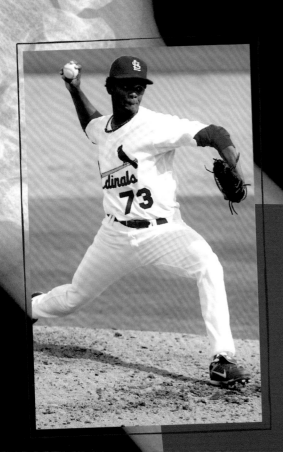

你知道吗？

反复折手指与职业棒球投手的反复投掷动作相似。长年累月的投掷令投手们饱受肩关节损伤之苦。

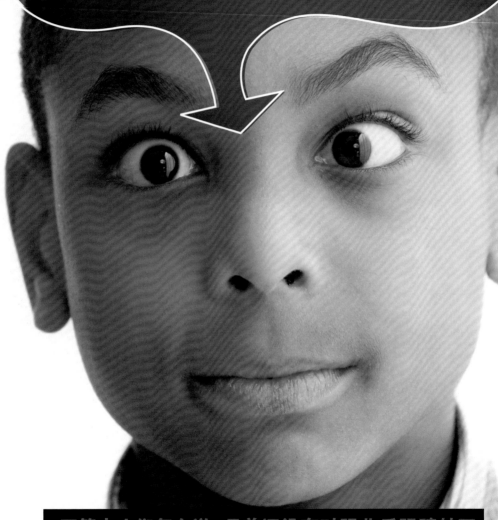

如果练习对眼儿，
眼睛就转不回来了吗？

不管大人们怎么说，目前还没有对眼儿后眼睛转不回来的先例。故意练习对眼儿会造成眼部肌肉疲劳，但这并不会导致永久性的斗鸡眼。

其实，几乎每个孩子都曾经故意练习过对眼儿，但在美国，只有大约4%的儿童才患有斗鸡眼。这种病症又叫斜视。斜视会导致双眼视轴不正。在旁人看来，斜视患者的双眼仿佛各自在看不同的方向。

如果斜视的眼睛向外侧倾斜，这种症状就叫外斜视；如果斜视的眼睛向内侧倾斜，这种症状就叫内斜视。无论是哪种斜视都会影响正常的视力，并使双眼无法同时注视目标。

对于斜视患者，由于双眼将不同的

斜视

图像传送给大脑，双眼因而无法注视目标，大脑最终所接收的图像都是重叠或模糊的。为了纠正这一问题，大脑通常会忽略一只眼睛所传送的图像，这样才会接收到清晰的画面，另一只眼睛的功能也因此被削弱。同时，这也会使眼部疲劳并导致一种名为弱视或懒眼症的眼病。

斜视或弱视可通过佩戴眼镜矫正。矫正眼镜能帮助双眼正常视物。弱视患儿还可以佩戴眼罩，以增强病眼的机能。

医生并不鼓励练习对眼儿，但对眼儿并不会导致斜视或弱视。

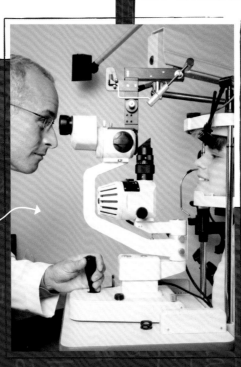

定期检查视力可以保护眼睛健康。

吃鱼会让人更聪明吗?

很多科学家认为这是正确的。研究显示,吃鱼有利于健康。鱼肉富含蛋白质、维生素A以及维生素D。这些人体所需的营养使我们健康成长,并保持强壮的体魄。科学家最近还发现吃鱼有助于智力发育,特别是鱼油还有补脑的功效。鱼油富含Ω-3脂肪酸,如果孕妇摄取了足量的Ω-3脂肪酸,婴儿的大脑发育就会得到改善。

最新研究表明，Ω–3脂肪酸还可以使老年人思维敏捷。在一项研究中，科学家们挑选了2000多名每天吃鱼的老年人并对他们吃鱼的重量进行记录。之后，老年人们参加了智力测试。结果显示，每天吃至少85克鱼的人所得的分数最高。其他研究也得出了类似的结论。

虽然这些研究并不能完全证明吃鱼会让人变得更聪明，但是这个方法仍然值得一试。即便吃鱼不能让人变聪明，但鱼也属于健康食品，因为它富含人体所需的营养成分。

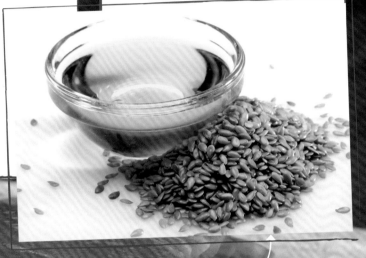

如果你不喜欢吃鱼，也可以从其他食物中摄取Ω–3脂肪酸，如亚麻籽、亚麻籽油、核桃、猕猴桃、绿叶蔬菜、西兰花和鸡蛋等。

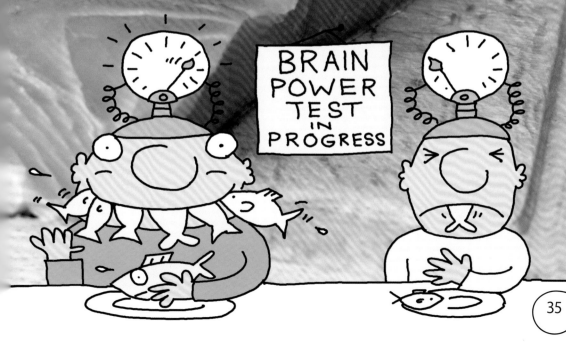

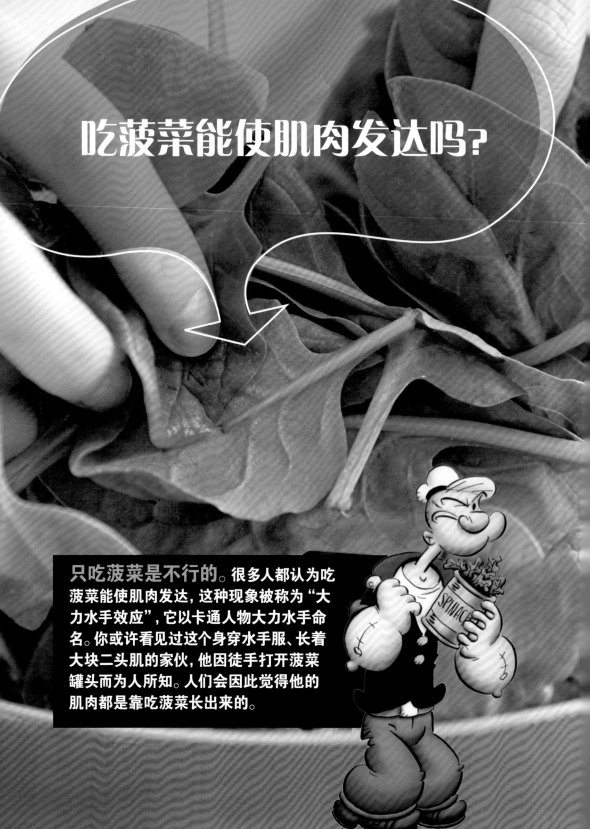

吃菠菜能使肌肉发达吗？

只吃菠菜是不行的。很多人都认为吃菠菜能使肌肉发达，这种现象被称为"大力水手效应"，它以卡通人物大力水手命名。你或许看见过这个身穿水手服、长着大块二头肌的家伙，他因徒手打开菠菜罐头而为人所知。人们会因此觉得他的肌肉都是靠吃菠菜长出来的。

菠菜是一种功能强大的食物，但只吃菠菜并不能让你拥有像大力水手一样发达的肌肉。要想肌肉发达，你需要吃各种各样的食物并经常锻炼。菠菜中含有铁和镁，这些营养成分可以将氧气从肺部输送到肌肉。肌肉需要氧气才能生长。

将菠菜同奶制品（牛奶、奶酪、酸奶等食物）搭配，可以让你最大限度地摄取菠菜中的营养。奶制品中含钙，能帮助人体分解并吸收铁。所以，下次再吃菠菜沙拉、清蒸菠菜或炒菠菜时，你可以选择最喜欢的奶制品共同食用。也许你并不能顿时拥有像大力水手一样发达的肌肉，但你已经离目标越来越近了！

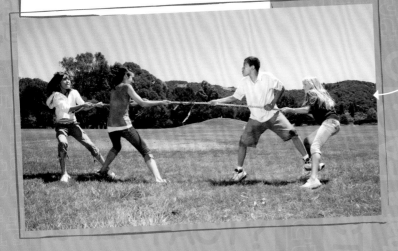

菠菜中的营养可以促进肌肉生长。锻炼吧，让你的肌肉更加强健！

注意！

据说，一百多年前的人们就相信菠菜可以强健肌肉。1870年，一位科学家在记录蔬菜的营养成分时，不小心点错了小数点。根据他的记录，菠菜中的铁比其他绿叶蔬菜多十倍。六十七年之后，这一错误才被更正，但此时卡通人物大力水手已经流行了八年。许多人都对"大力水手效应"深信不疑。

病毒：一种非常小的生物体，只能在活细胞体内繁衍生存，可以引起感冒等疾病

β-胡萝卜素：胡萝卜或其他深橙色、绿色蔬果中含有的一种营养物质。β-胡萝卜素在体内可以被分解为维生素A

痤疮：排出油脂的毛孔被阻塞时形成的一种慢性皮肤病

大脑：位于脑的外部，负责接收听觉与触觉等不同信息

耳鸣：耳中有鸣响声，噪声性听力损伤的一种常见症状

二头肌：位于手臂内侧，连接肩膀与内肘大块肌肉

二氧化碳：动物通过呼吸排出的一种气体

关节炎：发生在人体关节及周围组织的炎性疾病，表现为关节肿胀及疼痛

Ω-3脂肪酸：鱼油中发现的特殊脂肪酸。研究证实，它可以改善大脑机能

滑液：关节内的液体，内含气体，可以起到润滑关节，保持关节正常活动的作用

肌腱：坚韧的结缔组织带，连接了肌肉与骨骼

毛孔：身体上的小孔，体毛可以透过小孔生长

免疫系统：保护身体免遭疾病感染的重要系统

脑干：脑的一部分，负责维持身体系统正常运转，掌管心跳、消化与呼吸等身体机能

皮脂：由皮肤以下的皮脂腺分泌的一种油脂

视疲劳：用眼过度引发的肌肉疲劳。在光线昏暗的地方读书或从事需要近距离观察的工作都可以引发视疲劳

弱视：一只眼的视力弱于另一只眼的眼部疾病，也被称为懒眼症

小脑：脑的一部分，位于脑的下部，负责协调身体的肌肉

细菌：微小的单细胞生物，可通过分裂的方式繁殖

斜视：导致两眼视轴不正的眼部疾病

营养：食物中包含的对身体有益的物质

中性粒细胞：一种特殊的白细胞，它会攻击身体中的病毒

索引